献给我的爱人佳蕾儿及我们的三个小天使路易、让和托马。

——亨利·卡普

献给佐尔法伊格，你能在本书中为你的十万个为什么找到一些答案。

——拉斐尔·马丁

献给朱莉及我们刚刚出生的"小猴子"，几年后我们将一起翻阅这本书。

——雷诺·维古尔

谁的骨头？

[法] 亨利·卡普　[法] 拉斐尔·马丁 著　[法] 雷诺·维古尔 绘　邓韫 译

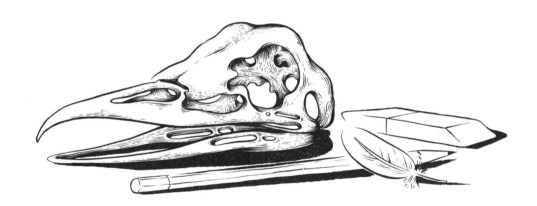

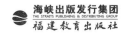

海峡出版发行集团
THE STRAITS PUBLISHING & DISTRIBUTING GROUP
福建教育出版社

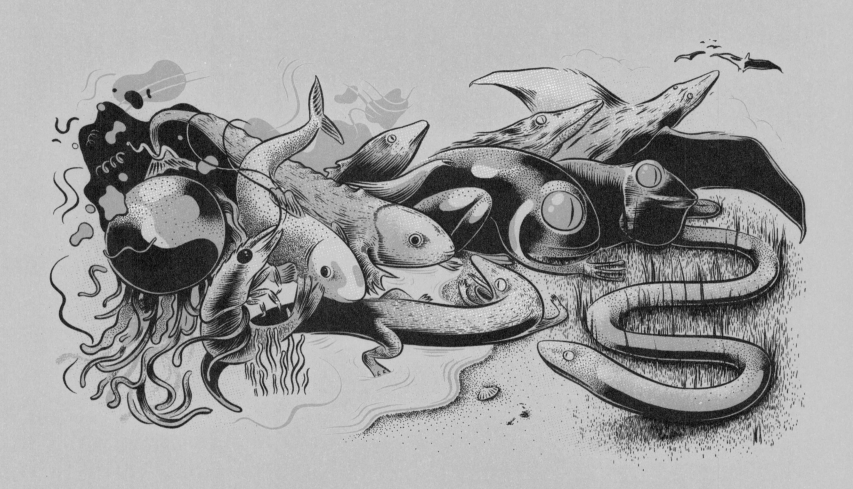

长寿的骨头

　　骨头——正式地讲是"骨骼"。说它长寿，并不是因为动物死后它还能继续被保存很长时间，而是因为骨头这一结构在地球上的存在历史非常久远。骨头的精彩始于几亿年前！

一个没有骨头的星球

　　45亿年前，地球在宇宙中诞生。那时候的天气炽热，还经常下陨石雨。地球上没有任何生命存在。过了很长时间，才出现了最初的海洋，又过了更加漫长的时间，才有了微小生命的最初迹象。为了看见最原始的细菌的诞生，还需要耐心地再等待十亿年。此后，几乎又过了同样漫长的时间，真正称得上"动物"的生命方才出现，它们是生活在海洋中的海绵、海葵和水母，但是它们都还没有骨头！

骨头的出现

　　骨头的传奇历史起始于5.4亿年前。先是在水中出现了带着外壳的奇怪的虾，接着是一些有着以脊柱为主的软骨骨架的鱼。这也意味着我们遥远的祖先——最原始的脊椎动物的诞生！

四足动物离开水

　　随着一代又一代的演化，一些鱼类的鱼鳍逐渐发生了变化，让它们可以借助改变后的鱼鳍，支撑自己在海底的海草之间行走。这一适应性的演化让鱼类的活动方式更加灵活多变。

　　某一天，它们中的一个成功地登上了陆地。随后，其他的四足动物——像它一样演化出四条腿的动物——也跟随着它的脚步登陆了。

　　这一"出水"事件拉开了动物征服陆地世界的帷幕，这是脊椎动物演化中非常关键的一步！

演化进行曲

　　四足动物逐渐地适应了崭新的陆地环境，骨骼也随之发生变化，例如四肢骨骼收拢变直以支撑身体离开地面而不再肚皮贴地匍匐爬行，又例如在耳区内部演化出有着精密骨骼结构的内耳，以便能听见外界的声音。

　　演化并非总是一帆风顺。对于那些适应能力差或者过于特化的物种来说，自然灾害往往会带来浩劫，当环境发生变化时，它们很容易被无情地摧毁和灭绝。

　　与之相反，为了生存下去，越来越多的物种不得不演化出更多新的特征来适应环境的变化，例如拥有更轻的骨头以便飞行，或是直立行走以便更好地侦察它们的捕食者。

　　这些经历了自然筛选的物种以跳跃、爬行、步行或者飞行等方式胜出，逐步形成了今天的四足动物家族：哺乳动物、两栖动物、爬行动物和鸟类。

关于骨骼的基本知识

鲸鱼、鸟和人类有着什么共同点?——它们都是脊椎动物,即有着以脊柱为中轴的内骨骼动物。**人人都知道,骨架绝大部分是由硬骨组成的! 但你可知道它们真正的秘密?**

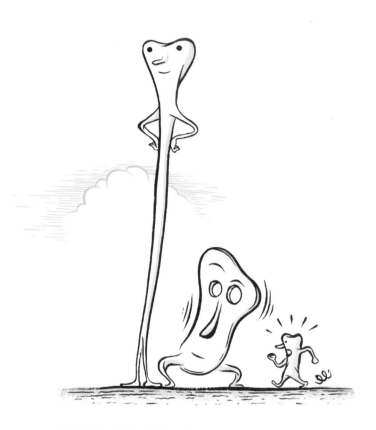

三种形状的骨头

骨头大致有三种形状: 短的、长的和扁的。儿童比成人的骨头数量更多,因为随着年龄的增长,一些骨头相互间会慢慢愈合在一起。人类的婴儿在出生时约有350块骨头,比一个成年人的骨头(通常有206块)大约多了150块。

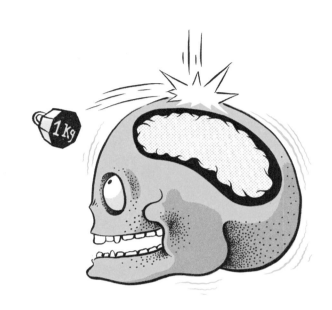

杠杆、头盔、护盾

脊椎动物骨骼的主要功能是支撑起它们的身体,同时骨骼也为肌肉提供了附着处并起到了杠杆的作用。得益于这些骨骼,大象或狮子才可以行走,或是赶走冒失的游客! 骨骼还有另外一个很重要的功能,就是保护脆弱的内脏器官在遭受外力碰撞时不受损伤,颅骨就好比为大脑量身定制的头盔,肋骨则是心脏坚固的护盾。

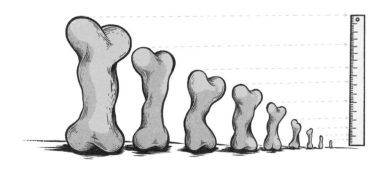

最大和最小

在人体中,股骨即大腿骨最长。镫骨最小,它比一粒米还小,但用处却很大。它藏在耳朵里,负责传导我们周围空气中的振动,从而让我们能听得到声音。

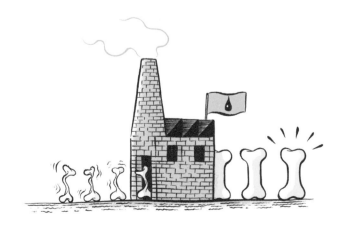

小型造血工厂

骨骼虽然外部坚硬,内部却包含着一种柔软的物质——骨髓。骨髓的功能是制造血细胞,每天都有数十亿个红细胞和白细胞在骨头的髓腔中产生。

是不是很神奇?

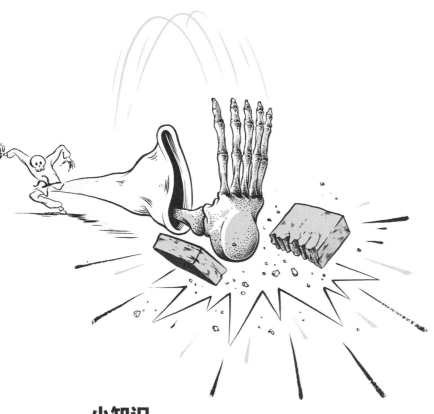

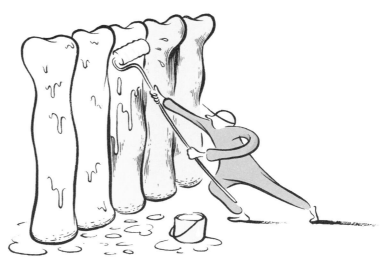

白得像骨头

骨头之所以是白色，是因为它们含有的矿物质，比如钙。有些骨架（例如鲸鱼）在进驻博物馆之前，必需好好经过一番脱脂处理，从而使它们变得更加白亮一些。

小知识

因为含水量高，婴儿的骨头比成人的骨头软很多。人类最硬的骨骼是脚后跟的骨头——跟骨，而对牛科动物比如奶牛而言，则是额骨最硬。奶牛的额骨位于两只牛角之间，非常厚实。

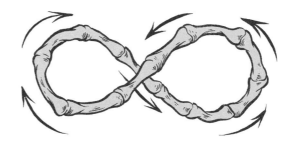

骨头会永远存在吗？

差不多吧！一根埋在地下的骨头大约需要1000年才会开始石化，要完全变成像鹅卵石那样则需要更长的时间。正因如此，我们才能找到6500万年前的恐龙骨骼化石。

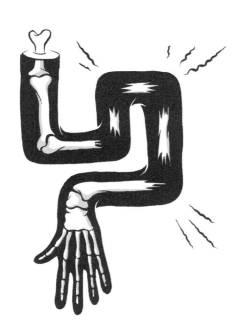

骨折

如果骨折了，骨头可以自动愈合，但若想愈合得更快更有效，那么必须对骨头加以固定。人类为了治愈小腿胫骨的骨折，需要在腿上打几个星期的石膏。但是对于动物来说，骨折则是一件很严重的事情。一头下巴受伤的狮子可能会因（不能进食）饥饿而死亡，拖着一条伤腿的羚羊可能在遇到第一只豺狼时就会丧命。不管是猎物还是捕食者，受伤的动物常常只能依靠同类的帮助才能存活下来。

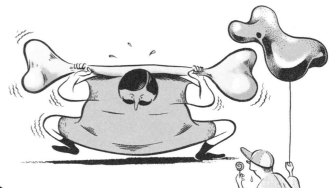

或轻或重？

为了能够飞行，鸟类演化出一副超轻的骨架。怎么才能拥有很轻的骨架呢？秘密就是它们的骨头里包含着空气。相反，体型庞大的陆生动物的骨头就很重，因为它们必须足够坚硬才能支撑起例如一头奶牛、一匹马或甚至一头几吨重的犀牛的体重。

是不是硬骨？

并不是所有的骨架都由硬骨组成。**一些脊椎动物（甚至有些体型庞大的脊椎动物）的骨架是由软骨组成的。**

硬骨或软骨？

软骨由细胞和蛋白纤维组成，即便随着年龄的增长会稍微变硬，但仍然要比硬骨软，且更有弹性。不像硬骨，软骨并没有神经和血管，它是骨骼发育的初期成分，而在硬骨脊椎动物体内，大部分软骨会在生长过程中逐渐被硬骨替代。

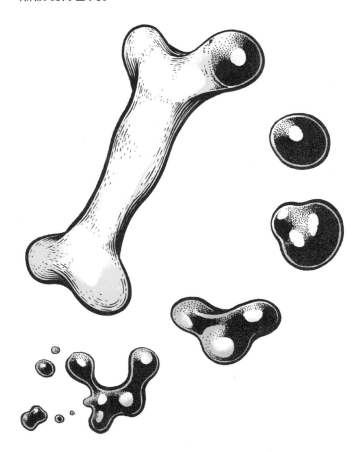

鱼刺的历史

鱼刺是或多或少硬化了的骨头。在有辐射鳍的硬骨鱼体内，连接在脊柱上的鱼刺相当于陆生脊椎动物的肋骨。烧烤时，在你下口去啃烤好的沙丁鱼之前，可以先好好地观察一下。

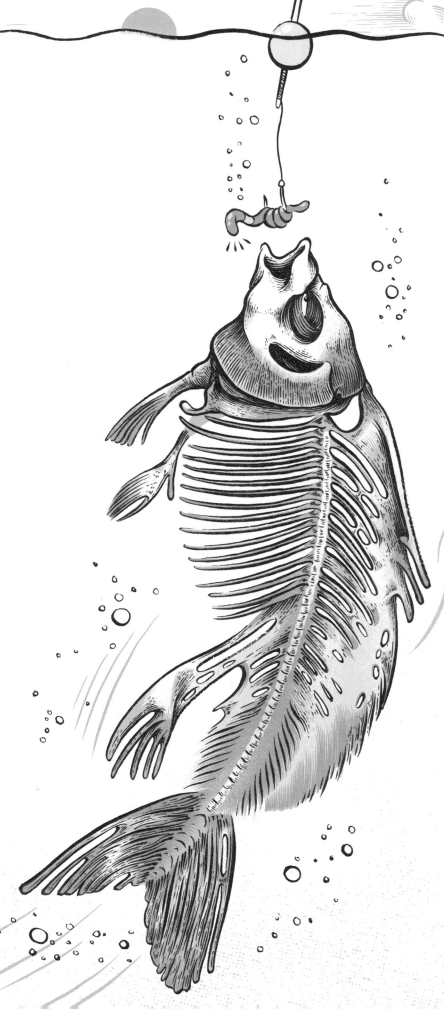

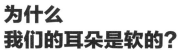

为什么
我们的耳朵是软的?

人类的骨骼同鱼的一样,也不全是由硬骨组成,关节和身体的某些部位仍有软骨存在,比如耳朵、鼻子、膝盖的半月板以及喉结。

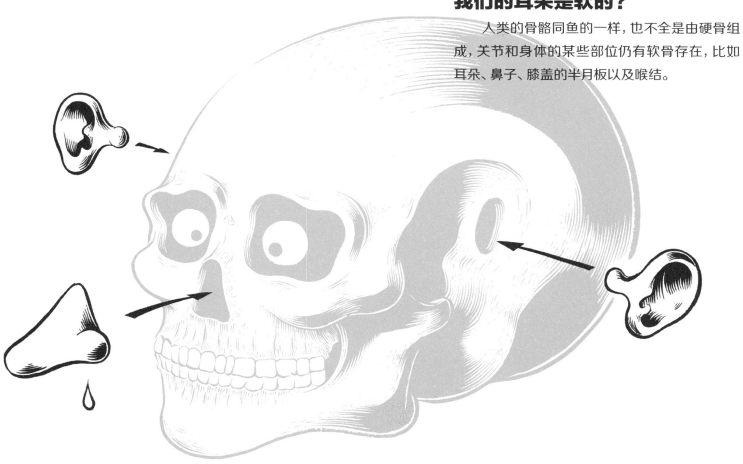

软骨骨架
撑起的庞然大物

鲨鱼的骨骼从鱼鳍到颌骨全部都是由软硬程度不同的软骨组成的,这和它的近亲鳐鱼是一样的,而大多数其他大大小小的鱼类的骨骼则基本上由硬骨组成。

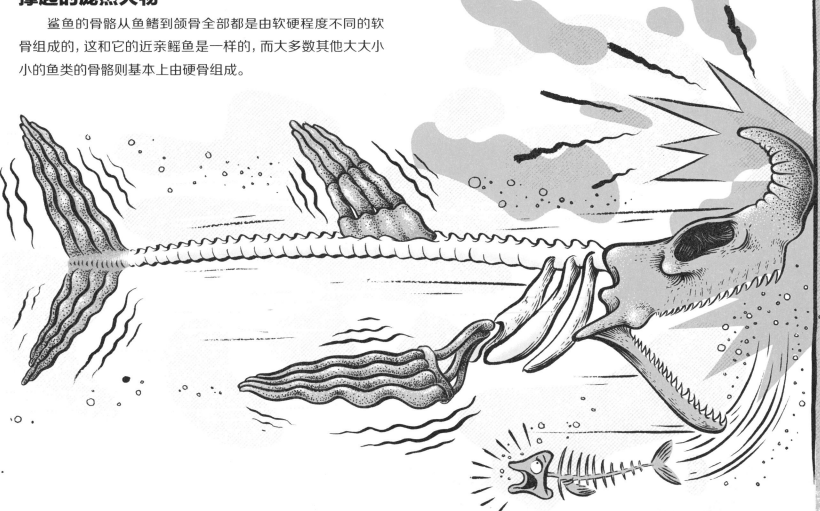

体内或体外

"骨骼"这个词来源于希腊语"skeletos"，意思是"木乃伊"或"干枯的"。**骨骼，就是身体没有了血肉之后所剩下的部分。**对于刺猬（图1）和人来说，骨骼是在身体内部的。

外骨骼

龙虾（图2）、蜘蛛（陆生及海生）、蝎子和昆虫，它们是节肢动物门这一包含了上百万个物种的大类里最常见的代表。"节肢动物"一词来源于希腊语，意思为"具有关节足的动物"。与脊椎动物相反，节肢动物的骨骼位于体外，我们称之为"外骨骼"。节肢动物的外骨骼由很多节片组成，节片之间由节间膜连接，整体结构就像骑士的盔甲一样。外骨骼的组成物质主要是几丁质（一种我们在蘑菇中也能找到的成分），但在不同物种之间也可能有差异，比如甲壳动物的外骨骼中也包含了碳酸钙。

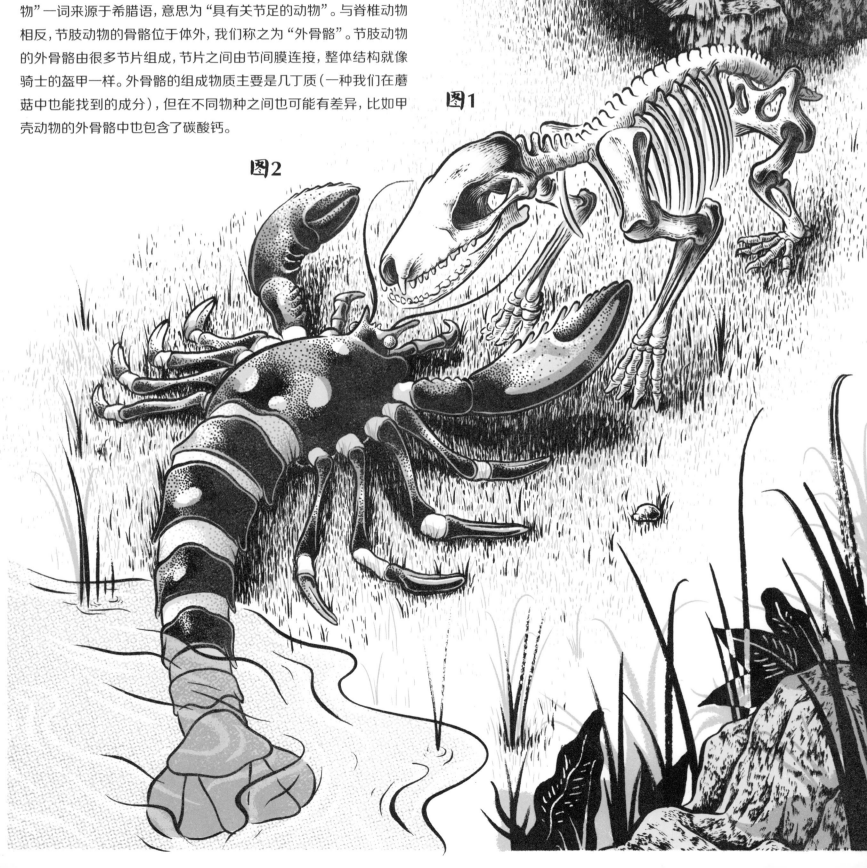

图1

图2

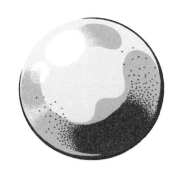

蜗牛的外壳和牡蛎的珍珠

谁会相信，软体动物的壳，例如牡蛎的贝壳和蜗牛的螺壳，都属于外骨骼！它们都是由背部皮肤所形成，为娇弱的软体组织提供一个庇护场所。这些外骨骼不具有关节。它们总共有三层，最里面挨着皮肤的那一层很光亮或带虹彩光泽，可以制造珍珠的珍珠母就是最里面这层骨骼。

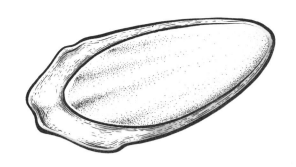

鱿鱼的"羽毛"和墨鱼的"骨头"

鱿鱼的骨骼是一种柔软并且半透明的壳体，就像一根"羽毛"。墨鱼内部的骨质壳体则更硬一些，以便于保护内脏——这也正是我们为了给关在笼子里的鹦鹉补充矿物质而喂食的"墨鱼骨"。

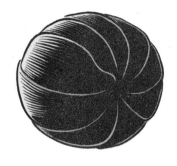

快逃进避难所！

有些外骨骼动物关节的活动性能非常好，这有利于它们在遭到威胁时可以迅速蜷成一团。要想观察这种本能的求生反应，你只需要在院子里随便掀开一块石头，看看下面被打扰到的惊慌失措的鼠妇就知道了。石鳖——以海藻为食的一类软体动物，也有一个起保护作用的壳体。石鳖的外骨骼由八个碳酸钙壳板组成，壳板之间的活动性能非常好，遇到危险时，这些壳板就成了保护石鳖的超级盔甲。

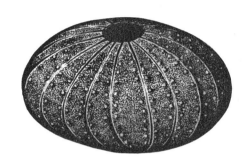

棘皮动物

如果阿道克船长（比利时经典漫画《丁丁历险记》中的船长，丁丁的好朋友。——译者注）看一眼他的船底，他肯定会把"棘皮动物"这个词加入他的骂人语录中。棘皮动物是指海星和海胆这一类动物，"棘皮"的意思为"刺猬的皮肤"。海胆的外骨骼由石灰质骨板组成，上面布满了尖刺。更令人惊奇的是，棘皮动物的外骨骼上居然还长有一些微小的钳子，用于去掉寄生物。

高科技外骨骼

工程师们从这些外骨骼动物身上获得灵感，比如，研制出像外骨骼一样的体外支撑装置来帮助下肢残疾的人站立起来。

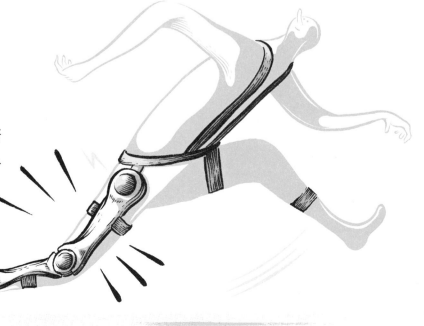

完美的颅骨

每具骨架都有自己的颅骨。人的颅骨由两部分组成: 脑颅和面颅, 共28块骨头。其重要识别标志之一是具有"颞(niè)孔"。

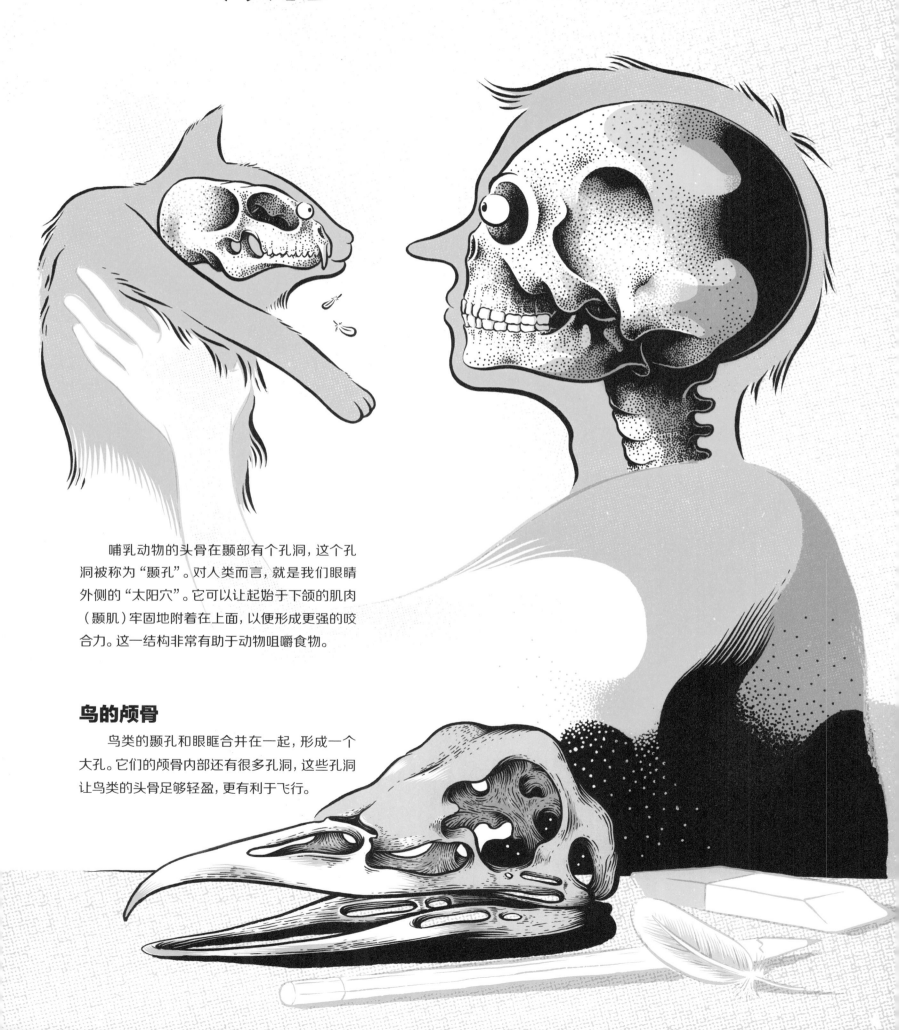

哺乳动物的头骨在颞部有个孔洞, 这个孔洞被称为"颞孔"。对人类而言, 就是我们眼睛外侧的"太阳穴"。它可以让起始于下颌的肌肉(颞肌)牢固地附着在上面, 以便形成更强的咬合力。这一结构非常有助于动物咀嚼食物。

鸟的颅骨

鸟类的颞孔和眼眶合并在一起, 形成一个大孔。它们的颅骨内部还有很多孔洞, 这些孔洞让鸟类的头骨足够轻盈, 更有利于飞行。

智力游戏！

不同物种的动物骨骼之间有时候会存在很大的差异。来，考考你的脑力吧！

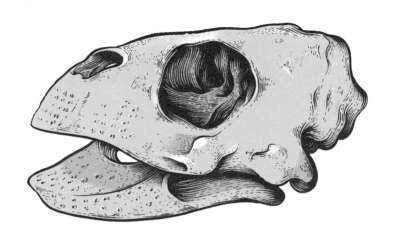

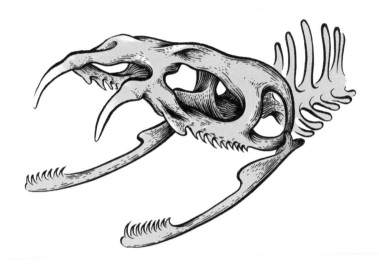

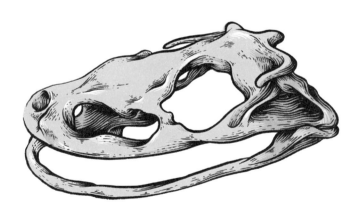

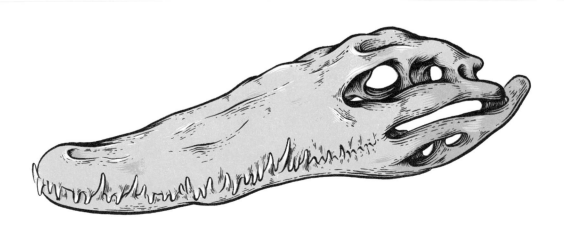

骨质角或角质角

鹿、麂子、奶牛和山羊，绝大部分的反刍哺乳动物头上都长角：**这些骨质衍生物是能看见的骨骼。**

雄鹿的角

对狍子、马鹿或驼鹿来说，头上长角是雄鹿的特权。只有驯鹿是雄鹿和雌鹿都长角。它们的骨质角是额骨的延伸物。鹿角会在每年冬天脱落，然后来年春天再长出来。新角上覆盖着一层细密的绒毛，这就是鹿茸。等这些像天鹅绒般柔软的绒毛脱落后，鹿角开始骨化，变得没有痛感。于是，雄鹿之间为了争夺雌性配偶的格斗便开始了，这也预示着发情期的到来。

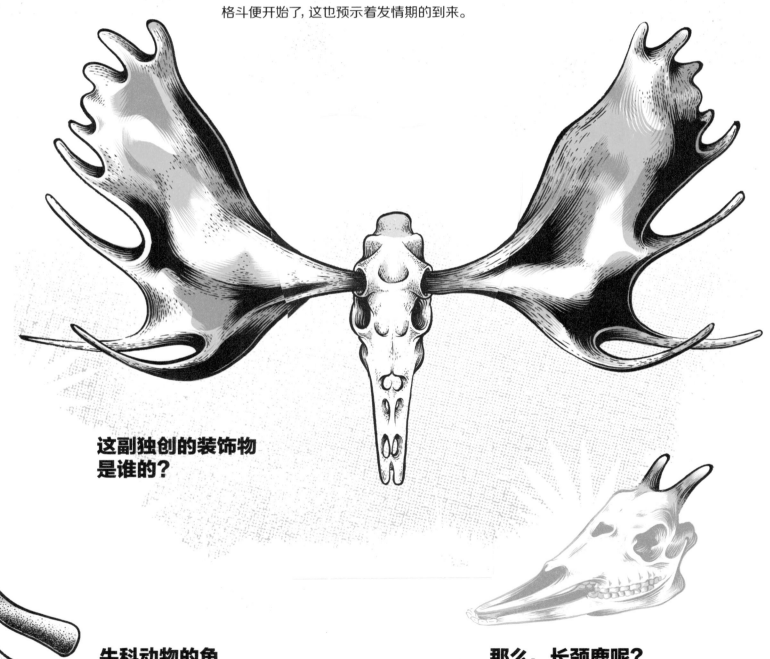

这副独创的装饰物是谁的？

牛科动物的角

雄性和大部分雌性的牛科动物都有角。它们的角叫作洞角，是角质角，由骨质角心和包裹在角心外的由角蛋白构成的角质鞘组成。角蛋白同时也是指甲、爪子、毛和头发的组成成分。牛科动物的角终身不会脱落，并且骨质角心和角质鞘在动物的整个生长期都保持着不断生长的趋势。

那么，长颈鹿呢？

长颈鹿的头上顶着的高高凸起叫"长颈鹿角"。这个词你可要好好记住，下次去动物园时可以在小伙伴面前炫耀一下！长颈鹿角和牛角都是终身不脱落的，但又像雄鹿的角一样覆盖着一层皮肤，好有趣的搭配啊！

一千零一颗牙齿

成年人能长32颗牙齿，而**有些动物竟然能长几千颗牙齿!** 牙齿是由什么构成的? 它是骨头吗? 答案都在口腔里!

牙齿
是骨头吗?

牙齿是身体中最坚硬的部分，但却不属于骨骼。它们和毛及鳞甲一样，是由皮肤细胞形成的! 有些鱼类甚至在舌头上和喉咙里都长有牙齿。鮨鱼是"牙齿最多的动物"这一纪录的保持者，当它张口"微笑"时，从它的口腔中能看到近万根绒毛状细牙。（无脊椎动物中的蜗牛是目前世界上发现的牙齿最多的动物，牙齿多达26 000颗。——译者注）

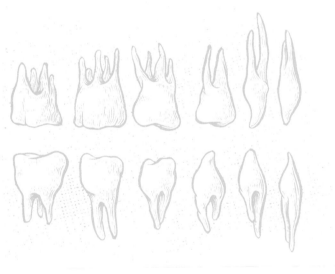

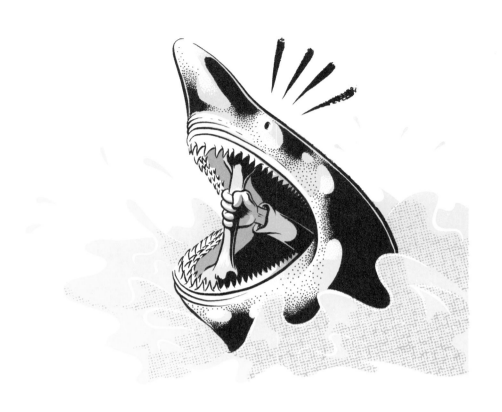

乳牙

袋鼠的乳牙终生不换。同大部分的哺乳动物一样，人类一生中只会换一次牙（从乳牙换成恒牙）。相反，鳄鱼一生都在换牙，其磨损的旧牙下面会重新长出新牙，随时准备以旧换新。鲨鱼的口中随时都储备着三到四排已经长好的牙齿，它们像是长在传输带上一样，慢慢地向前移动替换旧牙。

这个呲牙咧嘴的微笑是谁的?

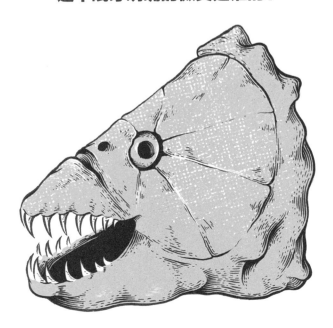

吸血鬼么? 这个令人发怵的头颅是谁的?

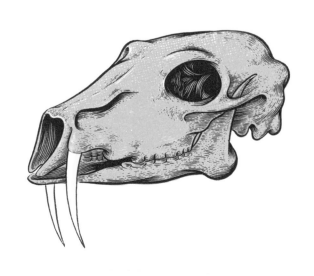

手臂、腿、掌，它们是怎么关联的？

无论是人类（图1）、蝙蝠（图2）、猫（图3）或鸟（图4），**它们的手臂、腿部和翅膀都是以相同的方式组成的。**

相同的组成模式！

四足动物的前肢（例如人类的手臂）和肩膀相连。不同物种的动物，它们的前肢骨的长度虽然会有差异，但总是由相同的三部分组成：由肱骨构成的**上臂（A）**、由桡骨和尺骨两根骨头构成的**前臂（B）**以及由腕骨、掌骨和指骨构成的**手掌（C）**。指骨就是构成手指的一节节小骨头。

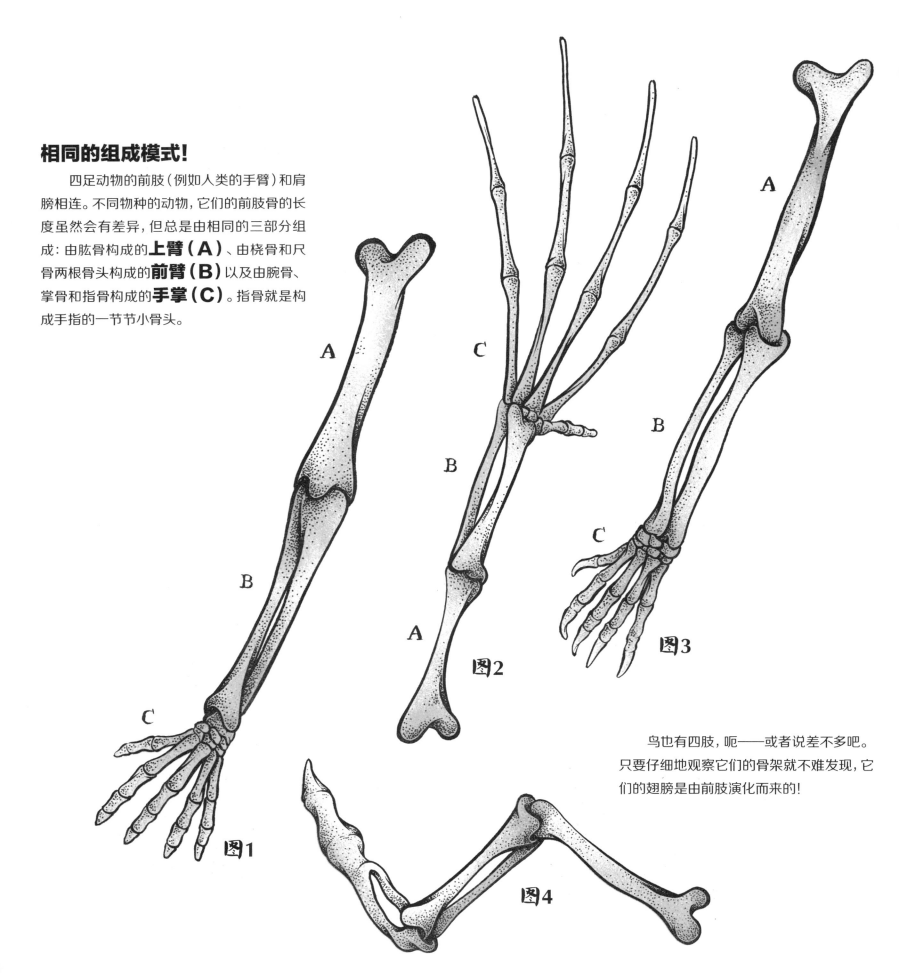

图1

图2

图3

图4

鸟也有四肢，呃——或者说差不多吧。只要仔细地观察它们的骨架就不难发现，它们的翅膀是由前肢演化而来的！

行走的骨架

并不是所有的脊椎动物都用同一种方式行走。有些动物用趾尖着地，有些是脚趾着地，还有一些是全脚掌着地——马、猫、熊，大家齐步走！

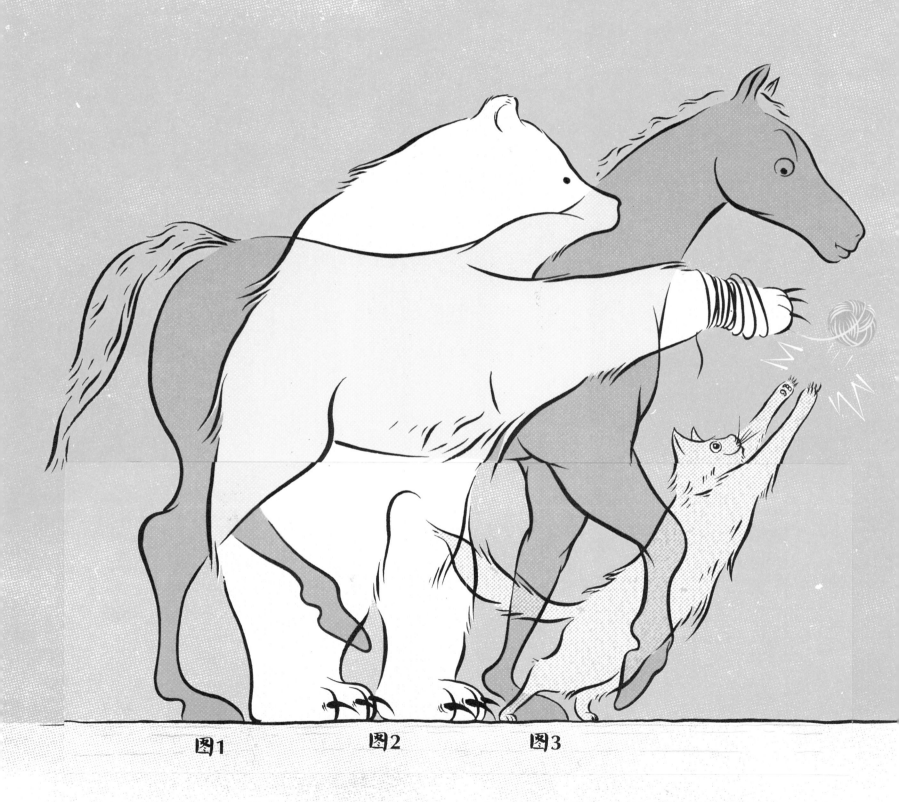

图1　　　　图2　　　　图3

三种行走方式各有优势，能满足各自运动需求的就是最好的。

举起手来!

在哺乳动物中,只有灵长类动物如狐猴(例如环尾狐猴)、猴子和人类能遵照执行上面的命令。灵长类动物都有指甲,但没有爪子,大拇指可以与其他指头对握。对握这个特性让灵长类的手可以像钳子一样灵活地抓握物体。

27块骨头是构成一只人手需要的所有骨头。有14根用于组成手指骨骼,这些骨头被称为"指骨",其中大拇指有2根骨头(D、E),其余每根手指有3根骨头(A、B、C)。(另外的13块骨骼包括5根掌骨和8块腕骨,图中少画了大拇指的掌骨。——译者注)

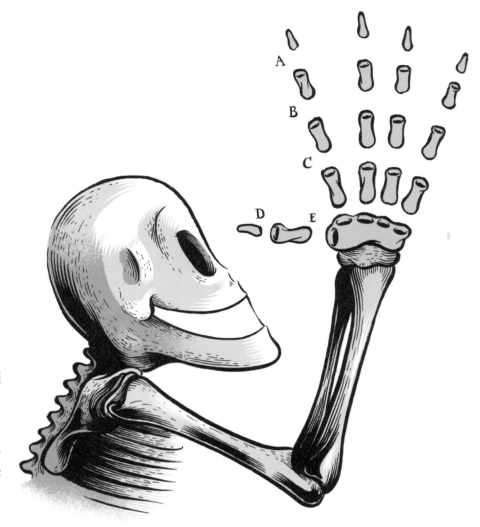

灵长类,罕见地保留了五根手指的四足动物!

几百万年以来,四足脊椎动物的骨骼在演化过程中发生了很多变化,身体的某些部分尤其是手指(脚趾)常常在演化中消失。例如,猪和河马(F)的大拇指都消失了,骆驼、牛和长颈鹿的大拇指、食指和小指也都退化了,只剩中间两根指头。

犀牛(G)、食蚁兽和马的指头是奇数的,前两者有中间三根指头(食指、中指和无名指),而驴、斑马和马只有一根指头(中指)(H)!

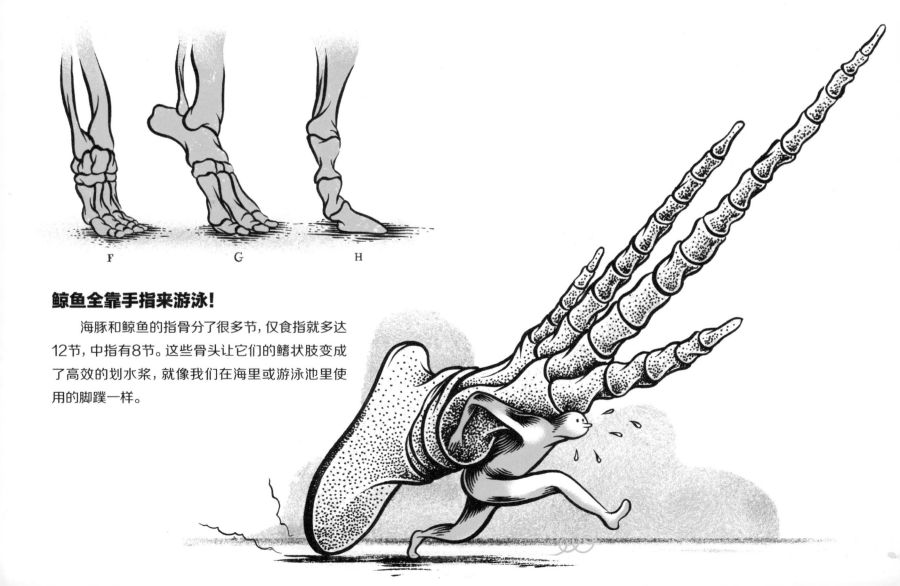

鲸鱼全靠手指来游泳!

海豚和鲸鱼的指骨分了很多节,仅食指就多达12节,中指有8节。这些骨头让它们的鳍状肢变成了高效的划水桨,就像我们在海里或游泳池里使用的脚蹼一样。

猜猜你在和谁握手

握手之前，最好先了解清楚这只手的主人是谁！**人的手掌与蜥蜴及青蛙的前掌**之间的相似性足以让人头疼。看看下面这些手掌，猜猜分别是谁的？

图1

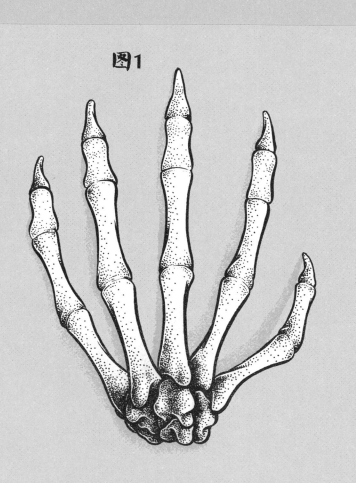

图2

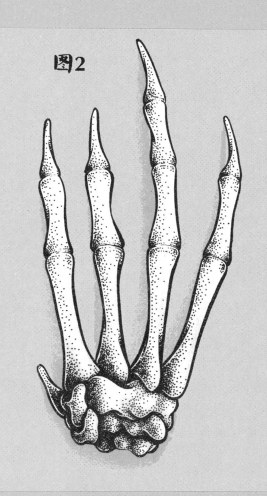

图3

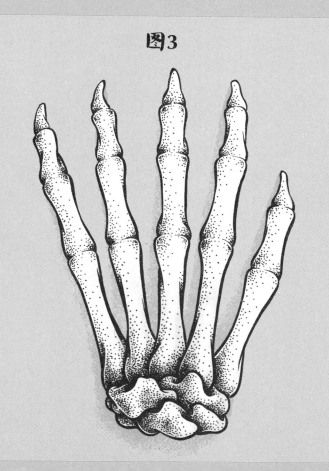

图4

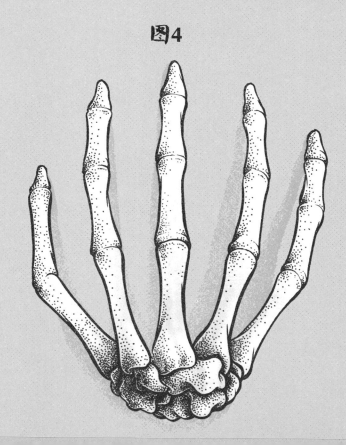

腿的结构

四足动物的后肢（例如人类的腿）通过骨盆与脊柱相连。骨盆就像一个没有盆底的大汤盆。

大腿（A）由股骨一根骨头组成。大象的股骨大约有1米长，而小家鼠的股骨大约只有1厘米长。

小腿（B）由腓骨和胫骨两根骨头组成。足球运动员和滑雪者，如果在运动时摔伤，有可能会同时折断这两根骨头！

脚（C）由组成脚踝的跗骨、组成脚掌的跖骨和组成脚趾的趾骨组成。

蛇的四肢哪里去了？

这一类爬行动物没有四肢，但它的祖先是有的。随着时间的推移，蛇的四肢在演化过程中逐渐退化，直到完全消失。现在，蛇以腹部爬行的方式移动。它们既可以很轻松地爬上树，也可以在很窄的洞里滑动。它们的这一演化可以说是相当成功的！

介于蜥蜴和蛇之间

短腿蛇蜥仍保留着四条极小的腿，但它并不依靠这些腿来行动。它的身体结构还停留在和蛇的祖先相同的演化阶段。

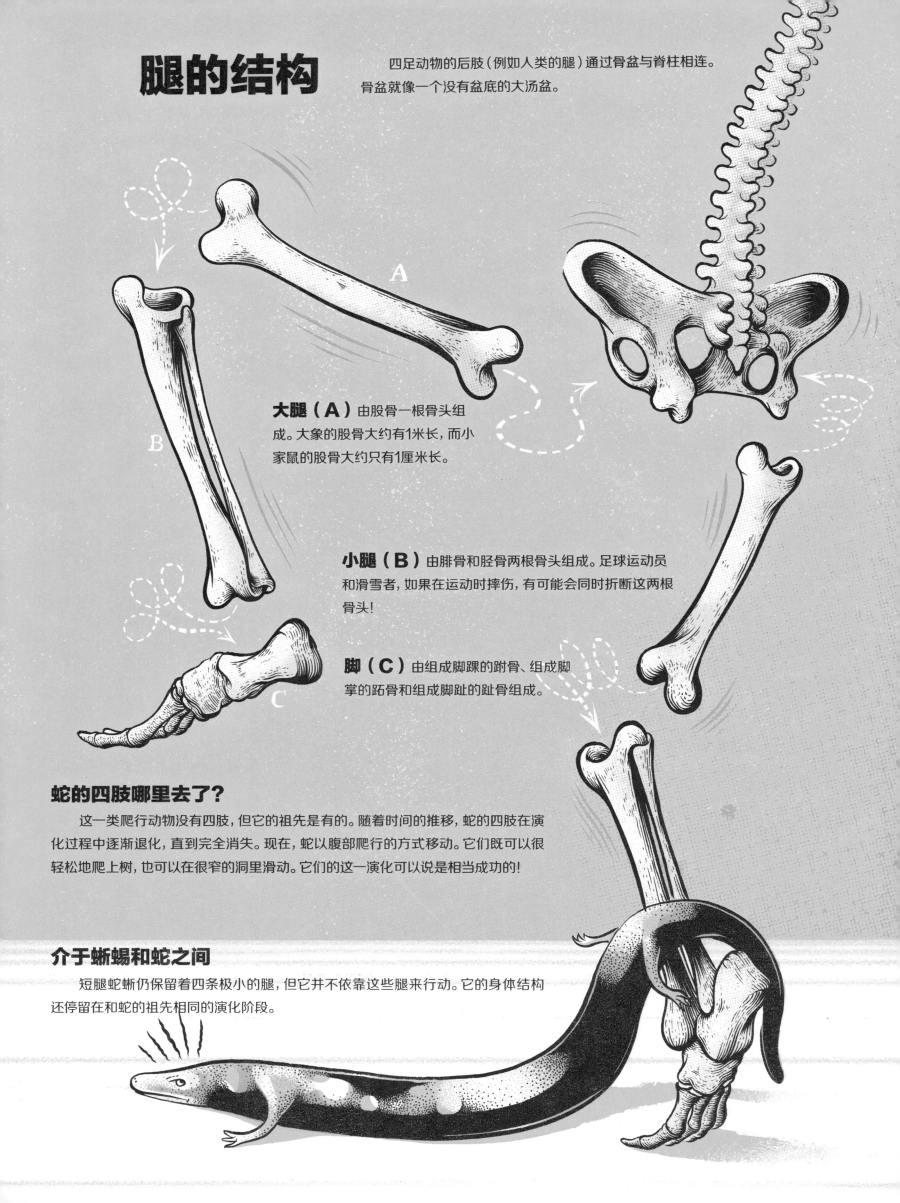

一类有趣的动物：人类

人类在行走时是跖行动物，即全脚掌着地，但在快速奔跑时却是趾行的。你试着快速小跑一下就能发现，我们跑步时通常是前脚掌（脚指头）着地而不是全脚掌着地。

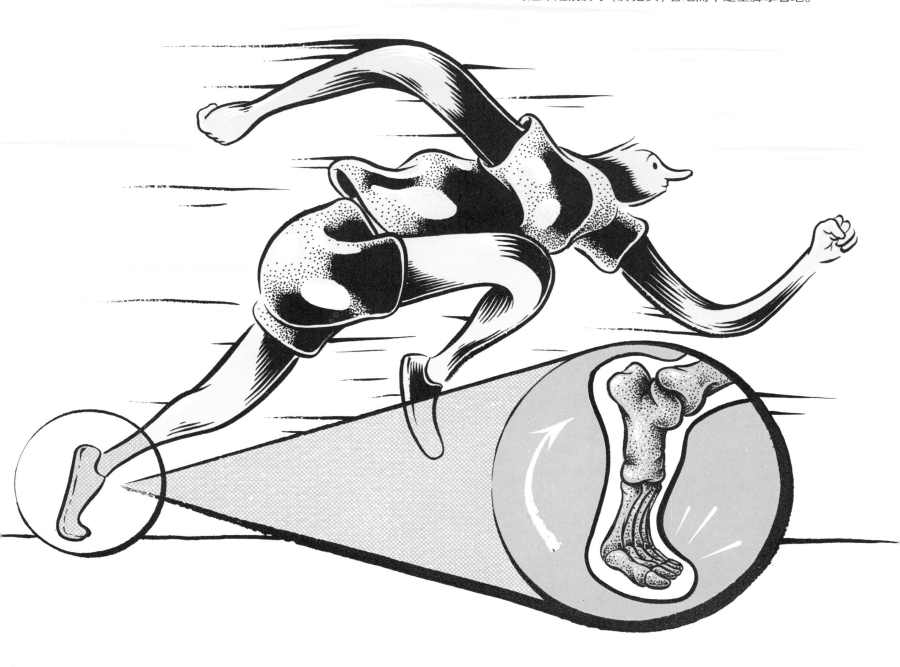

狼：能隐蔽行走的骨架

当一群狼排成单列在雪地中小跑时，后面的每只狼都会将脚掌落在前一只狼的脚印里，这样它们就不会留下任何暴露群体中个体数量的痕迹。狼是怎么做到的呢？全靠它们的骨架！狼左右两侧的前后腿就像两条平行直线，因此它们很容易做到隐蔽性地单列行走。狼和它们的近亲——狗之间有一个很大的差异：当狼快速奔跑时，前腿位于后腿内侧。

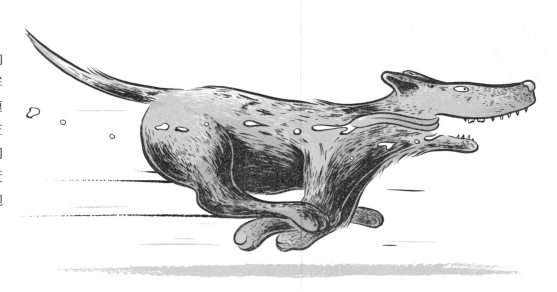

攀爬者，奔跑者……

猜一猜：**下面这些骨架属于哪些运动员？**一个喜欢以它独有的方式在树上活动，另一个则更擅长奔跑……

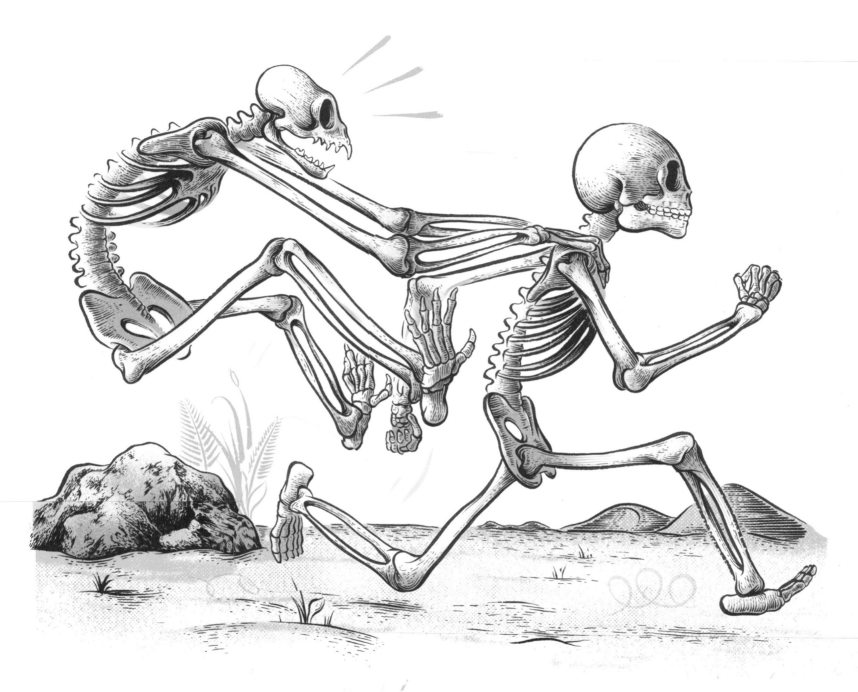

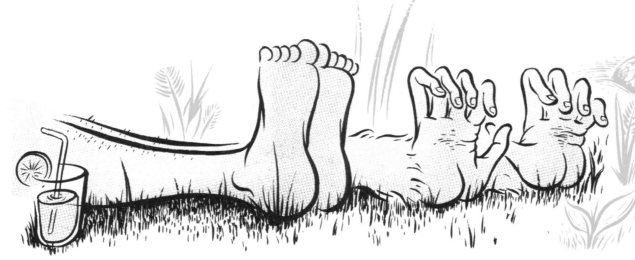

很久以前，我们的大脚趾可以和其他脚趾对握，就像我们的近亲猴子那样。在演化过程中，人类的脚趾逐渐变得与其他脚趾相互平行，这更有利于用脚走路时的稳定性，而猴子却可以用它的脚来吃香蕉和抓握树枝。

······游泳者！

鱼类和海洋哺乳动物，**各有各的游泳骨骼。**

细棍子排成的鱼鳍······

软骨鱼（如鲨鱼）和硬骨鱼（如鲤鱼）的鱼鳍构造有点像中国的折扇，由一排细小的硬骨或软骨棒排列而成，外面覆盖了一层皮肤。

鱼鳍的作用是帮助鱼在水中前进时保持平衡、改变方向和提供动力。尾鳍就好比发动机，在水中为鱼的前进提供主要推动力；其余的鱼鳍是舵，比如背鳍、胸鳍、腹鳍和臀鳍，让鱼可以在水下的立体空间中保持平衡并自如地变换方向——向左或向右，向上或向下。

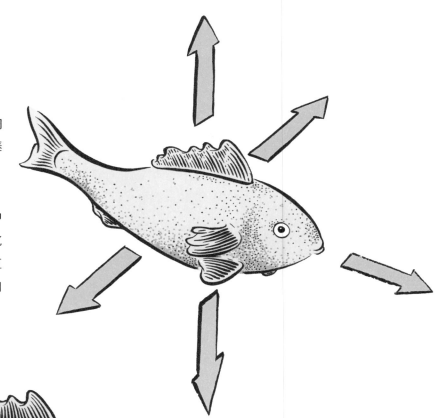

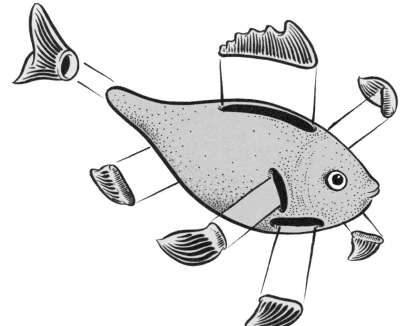

偶鳍或奇鳍？

偶数的鱼鳍有两对：一对胸鳍（由肩带支持）和一对腹鳍（由腰带支持），分别对应于其他脊椎动物的四肢（这里插播一个关于共同祖先的历史小知识：三文鱼、鲷鱼和鲨鱼都是隔得比较远的亲戚）。这些成对的鱼鳍分别由带骨与中轴骨架相连。奇数的鱼鳍有三种：背鳍、臀鳍和尾鳍，它们直接与脊柱相连。

腔棘鱼和陆生脊椎动物的水生祖先很相似。腔棘鱼的鱼鳍骨骼和陆生脊椎动物的四肢骨骼结构近似，不过，由于腔棘鱼没有能够完全演化到离开水而行走，这个有趣的动物只好重返深海。

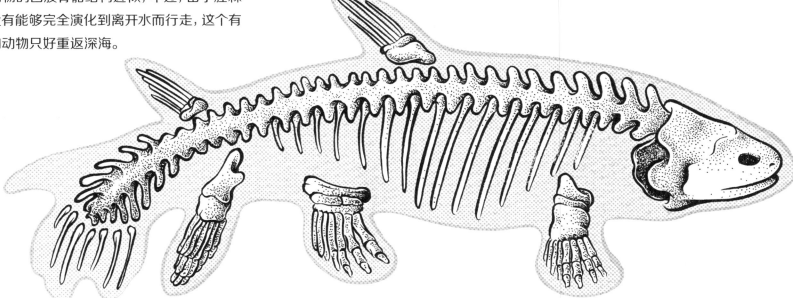

谁捕食谁？

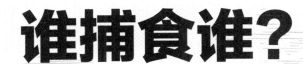

大型猫科动物的进攻虽然迅猛，却不是每次都能成功！**像下面这两个大家伙之间的战斗，结局通常很难预测。**如果想知道是谁在战斗，你还需要好好观察一下。

牢固而强壮的骨架（A）让这个捕食者有能力去攻击比它体型更大的猎物，如河马、大象，甚至长颈鹿。

柔韧的脊柱（B）让这个捕食者几乎可以贴在地面上慢慢地靠近它的猎物。借助后腿的爆发力，它奔跑起来的时速可以达到每小时50千米，并且可以轻易地跳上那些披着毛发或羽毛的猎物的脊背上。

它的爪子（C）伸缩自如，在它扑向猎物的瞬间，爪子像折叠刀片一样从它的爪鞘中弹出。爪子的材质和骨头完全没关系，是由角蛋白构成的，和很多动物的毛、喙和指甲一样。

这个好吃鲜肉的捕食者的獠牙（D）长达6厘米。然而，它并不一定永远都是最后的胜利者，恰巧这次刚一开战，它的身上就被猎物的利角戳了个洞。

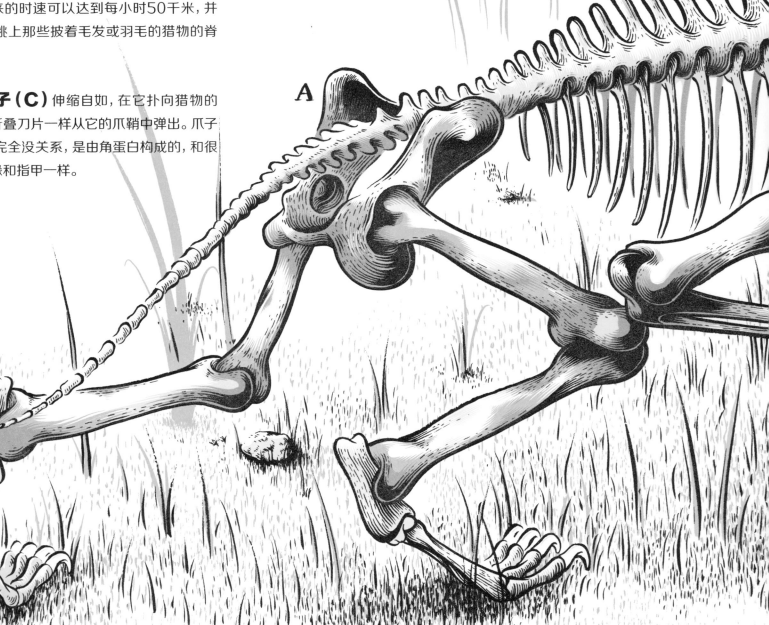

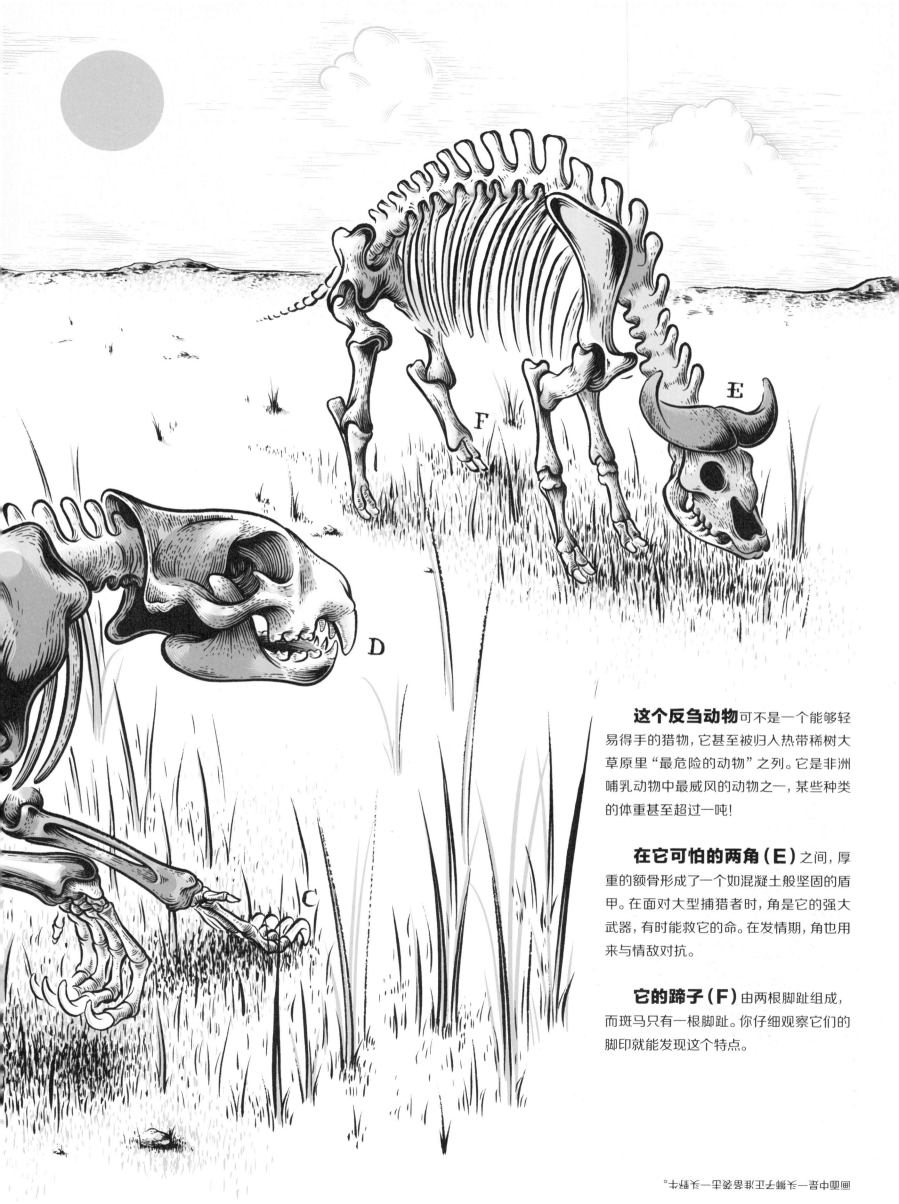

这个反刍动物可不是一个能够轻易得手的猎物，它甚至被归入热带稀树大草原里"最危险的动物"之列。它是非洲哺乳动物中最威风的动物之一，某些种类的体重甚至超过一吨！

在它可怕的两角（E）之间，厚重的额骨形成了一个如混凝土般坚固的盾甲。在面对大型捕猎者时，角是它的强大武器，有时能救它的命。在发情期，角也用来与情敌对抗。

它的蹄子（F）由两根脚趾组成，而斑马只有一根脚趾。你仔细观察它们的脚印就能发现这个特点。

振翅疾飞!

在你眼前的大画面中飞翔着的三具骨架,都很适合进行**空中飞行表演**,但它们都是鸟吗?

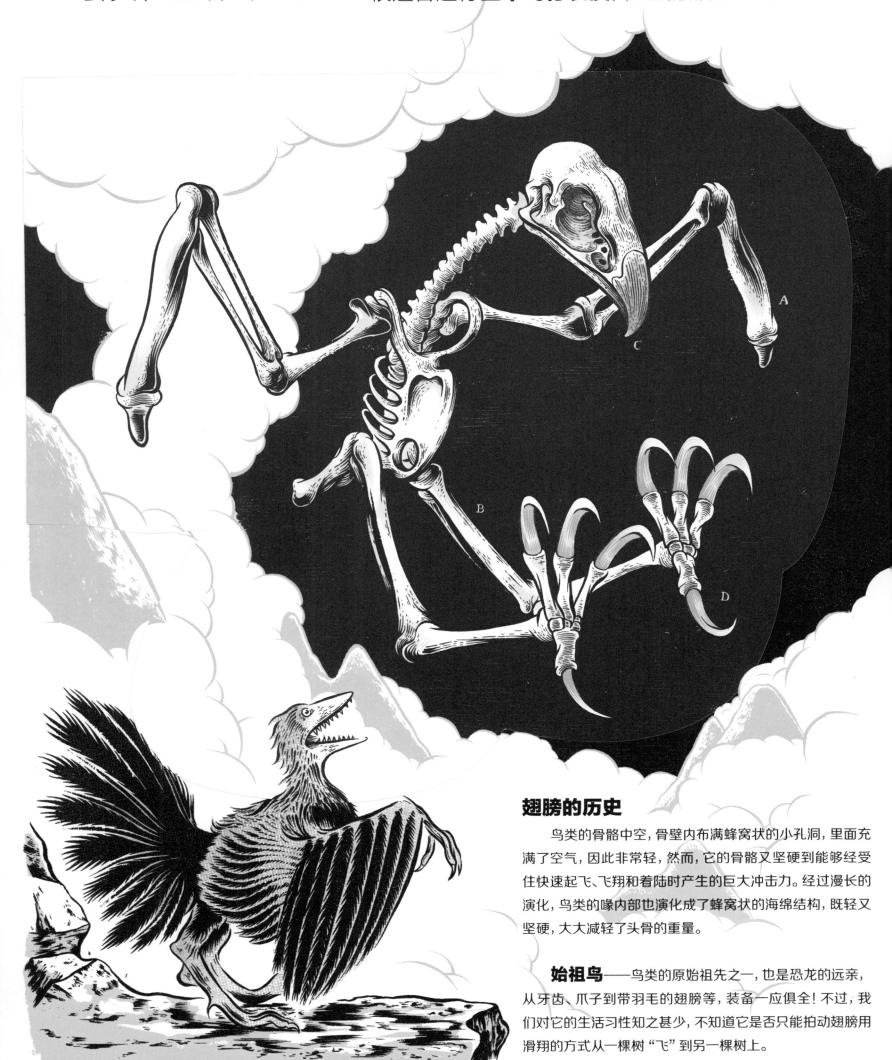

翅膀的历史

鸟类的骨骼中空,骨壁内布满蜂窝状的小孔洞,里面充满了空气,因此非常轻,然而,它的骨骼又坚硬到能够经受住快速起飞、飞翔和着陆时产生的巨大冲击力。经过漫长的演化,鸟类的喙内部也演化成了蜂窝状的海绵结构,既轻又坚硬,大大减轻了头骨的重量。

始祖鸟——鸟类的原始祖先之一,也是恐龙的远亲,从牙齿、爪子到带羽毛的翅膀等,装备一应俱全!不过,我们对它的生活习性知之甚少,不知道它是否只能拍动翅膀用滑翔的方式从一棵树"飞"到另一棵树上。

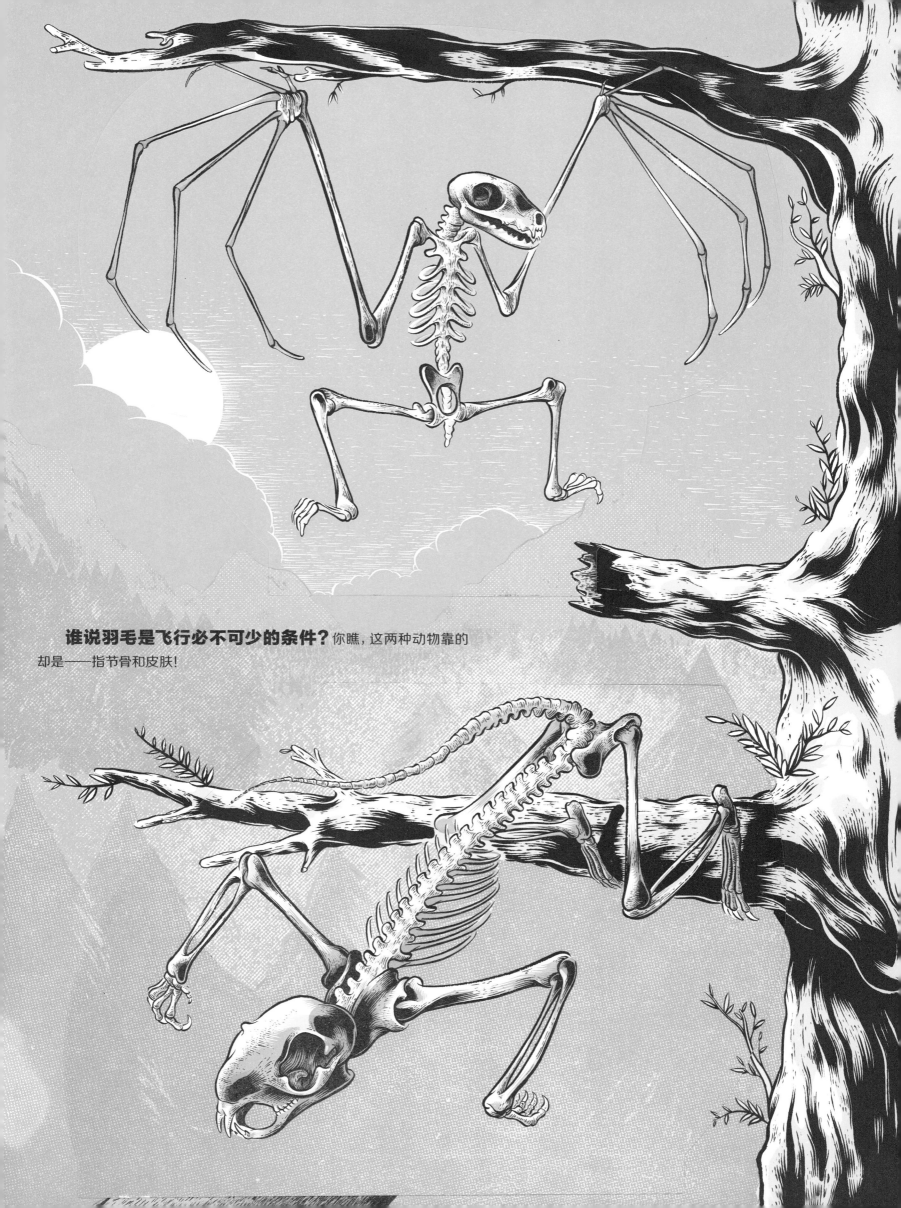

谁说羽毛是飞行必不可少的条件？你瞧，这两种动物靠的却是——指节骨和皮肤！

到你出手了！

当你看完了本书前面的内容，你应该已经大致认识了从头到脚身体各部分的骨骼。然而，**当所有这些骨骼组合在一起时**，估计你会觉得，**完整的骨架结构真是好复杂啊！**

要辨认出是哪种动物，必须仔细地观察骨骼的大小和形状、头骨和牙齿的特征，甚至脚趾头的数量……

掌握了需要观察的要点后，来试试帮助小河马找到它的妈妈吧。仔细瞧瞧，你肯定能帮它找到的！

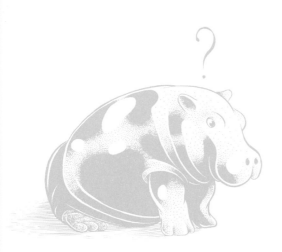

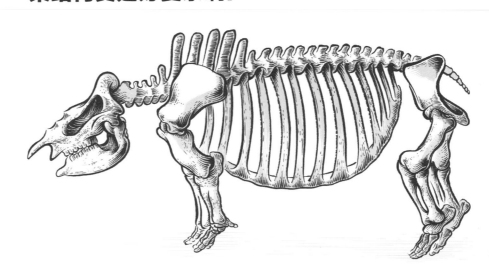

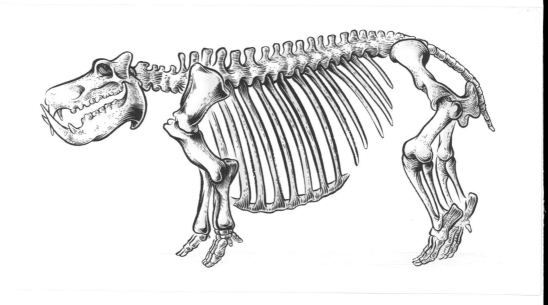

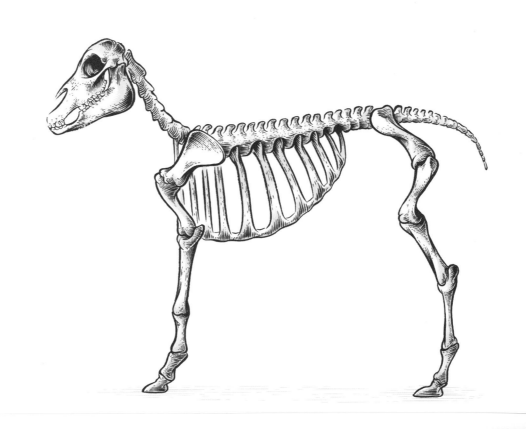

这些头骨都是谁的?

让我们一起开动脑筋来找到答案吧!

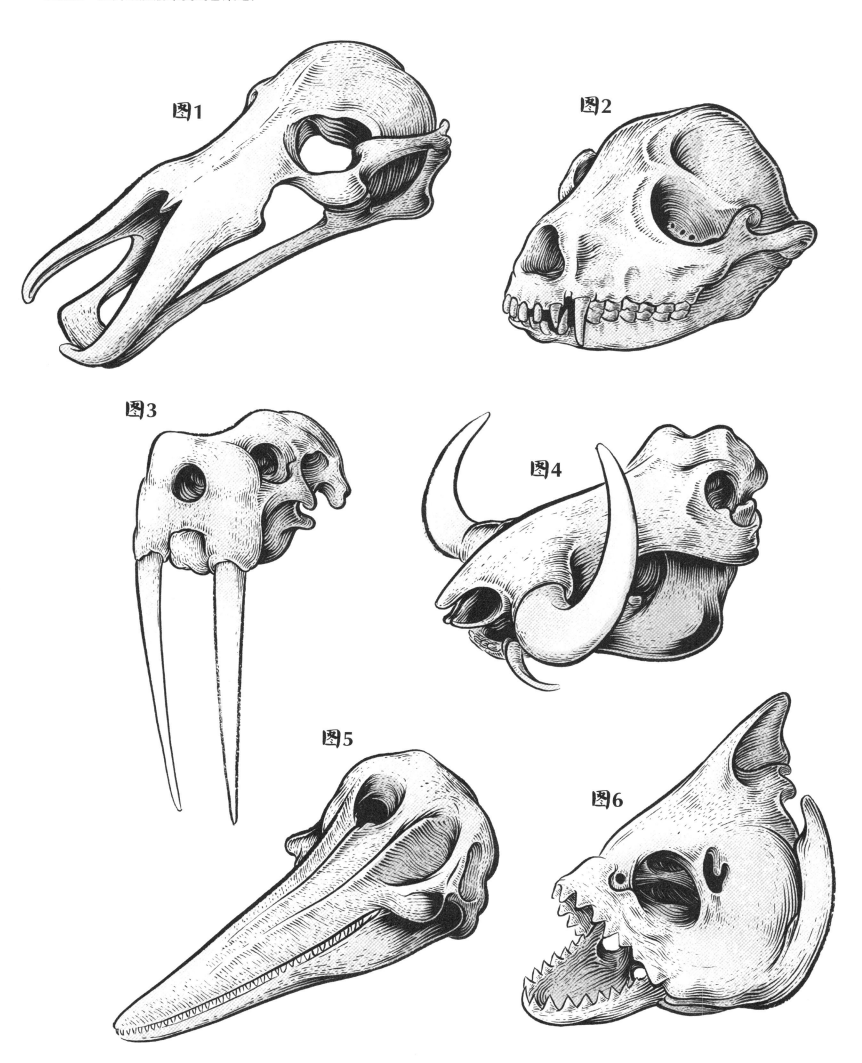

图1

图2

图3

图4

图5

图6

人骨架，
这个陌生的东西

我们人类的身体里藏着怎样的骨架呢？ 快，拍个X光片吧！骨骼能告诉我们很多关于人类及其近亲的历史知识。

我们到底是谁？

　　人是哺乳动物，这不是什么大新闻。但很多人还是在得知我们人类也属于猿类时，依旧表示惊讶。人类同大猩猩、红毛猩猩及黑猩猩都是很近的近亲，人类的近亲被总称为类人猿。尤其是黑猩猩，与人类的基因相似度高达99%。此外，人类与类人猿的骨骼结构也很相似。其中一个小小的线索格外明显地指示出人类同其他类人猿曾经有着一个共同的祖先：在800多万年前，类人猿的这个共同祖先生活在非洲，那时候，它大部分的时间都生活在树上，但下到地面时，也能用双脚行走，每种类人猿都继承了它的尾骨特征，这是构成脊柱末端的一套骨头。

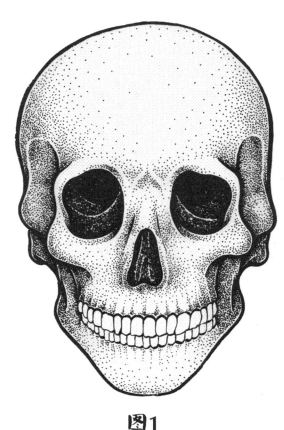

图1

人类：长不大的类人猿！

　　所有类人猿的宝宝都是圆头扁脸。当我们还是孩童时，我们的头骨同年幼的黑猩猩、大猩猩及红毛猩猩的头骨（图2）很相似。但当我们这些生活在森林里的亲戚们成年后，它们的颌骨向前伸长，眉弓变厚，而我们呢？成年后，我们的头骨仍然保持着类人猿宝宝时期的形状（图1）……

　　随着年龄的增长，雄性大猩猩（图3）的头骨顶部会出现一条骨质隆起（矢状脊），它的作用是牢牢地固定住颌部肌肉（颞肌）。大猩猩的咬合力强大到令人惊讶，是人类咬合力的十倍！

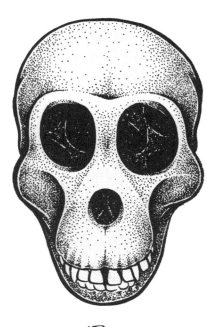

图2

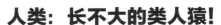

图3

这些类人猿的家庭组合都有谁？

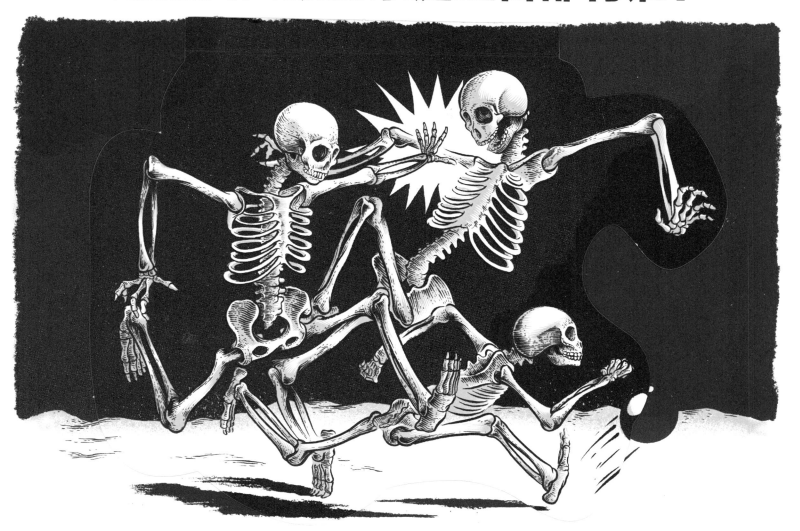

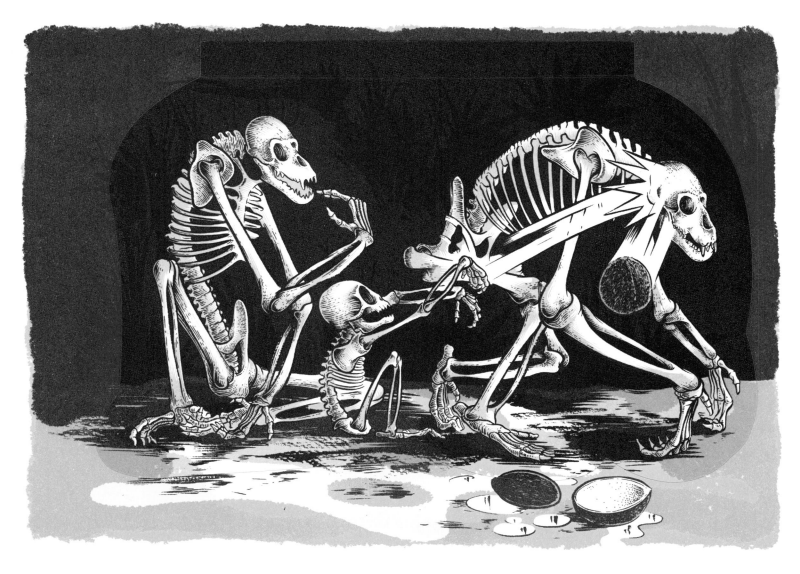

大同小异!

所有的人类骨架，无论它的主人是中国人、挪威人、因纽特人或祖鲁人，男人或女人，都是以相同的方式组合的。

200块骨头!

无论是男生还是女生，在成年之后，都有大约200块骨头。男人的骨骼通常会比女人的更大更厚。同其他动物一样，人体骨骼的大小和厚度也会因所处纬度的不同而有所差异，通常越靠北或越靠近寒冷地带的人的骨骼越厚重，这是19世纪末生物学家卡尔·贝格曼发现的。

骨骼最喜欢的食谱

奶制品和干果能给身体提供钙，这是让骨骼变结实所必需的矿物质之一，而维生素D是帮助骨骼吸收钙的必不可少的成分，我们能从诸如蛋黄和鱼油含量高的鱼如三文鱼中获得。

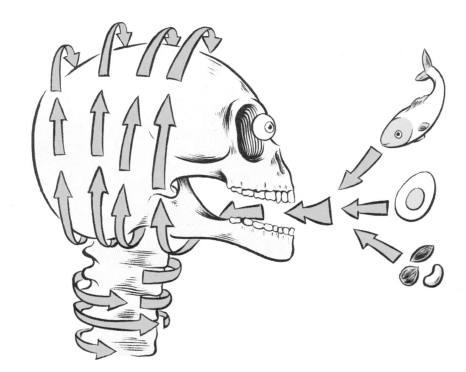

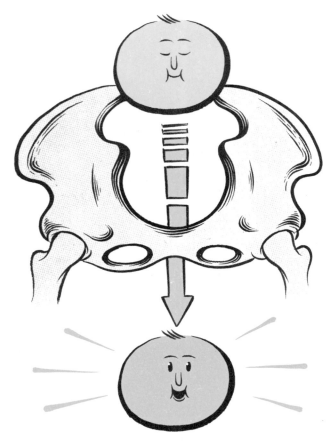

制造骨骼的秘密

同其他哺乳动物，更广泛地说是同其他陆生脊椎动物一样，我们的骨骼要么是由软骨形成，它会随着年龄的增长逐步被硬骨代替，要么由皮肤最深的一层直接在某些特定部位形成未来的硬骨。儿童的骨骼会在一些由软骨构成的特殊部位逐渐增长。成长万岁!

骨骼的记忆……

气候在人类的成长过程中并不会对骨骼的形成造成真正的影响，但饮食却起着很重要的作用。一个遭受饥荒的母亲所生的孩子的骨架会比食物充足的母亲生出来的孩子的骨架更小更轻，而且，即使这些孩子在以后的生活中不再遭受饥饿，他们的后代也仍然有可能是小骨架! 从一个小骨架到另一个小骨架，这些糟糕的记忆会被一代又一代地遗传下去……

在博物馆里

要想第一眼分辨出这是男人的骨骼还是女人的骨骼，必须好好观察骨盆底部的开口大小，通常这个开口在女人的骨骼结构比例中更大一些（女性的骨盆外形宽大且短，盆腔宽而浅，骨盆下口宽大。——译者注）。当女人生孩子时，这里就是婴儿出生时的必经通道!

猜猜这些都是谁的骨架？注意了，这个游戏里有个小陷阱，它们并不是按真实的大小比例来展示的。

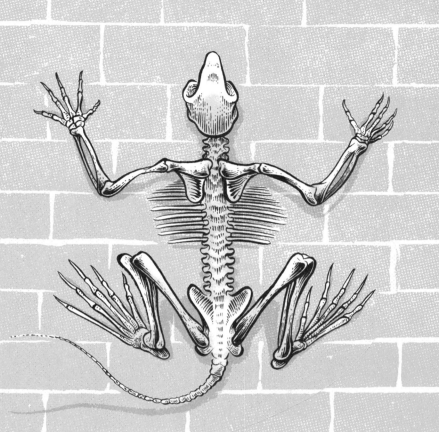

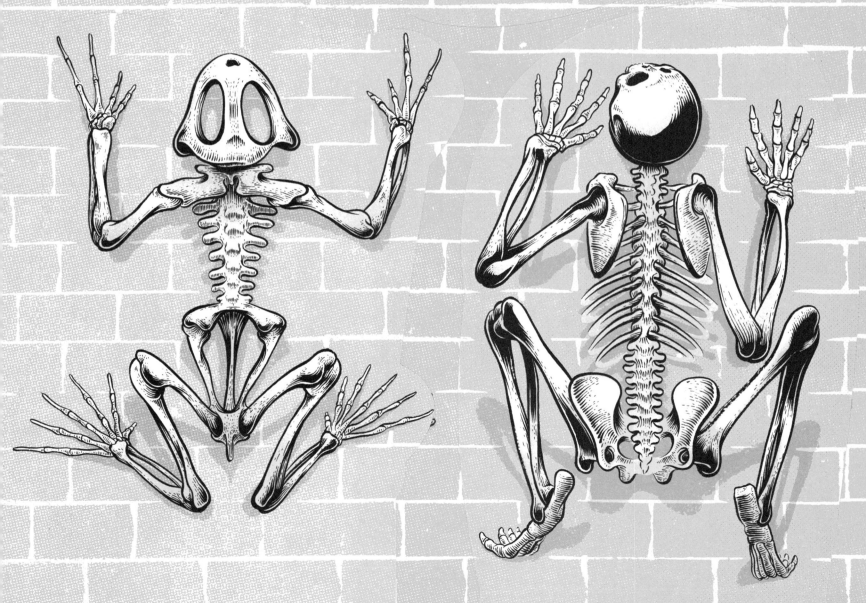

非同寻常的骨骼

蓝鲸、风神翼龙和恐龙们……让我们一起来欣赏这些在漫长的演化历史长河中出现过的**最奇特的骨骼**吧!

这一具骨架属于地球上有史以来被发现的最大的飞行动物——风神翼龙,它是恐龙的近亲,生活于约距今1亿年前。它的两翼展开后,跨度长达12米,相当于一辆校车的长度。这个翼龙还真不是按常规比例来长的!它的翅膀是由皮肤(翼膜)紧绷在单独的一根指头上形成的(确切地说是第4指),因此这根指头变得又长又结实,和现在的蝙蝠翅膀结构差不多,二者的差别在于蝙蝠除大拇指退化外,其余的四根指头都变长了,都用来支撑蝙蝠的飞行翼膜。

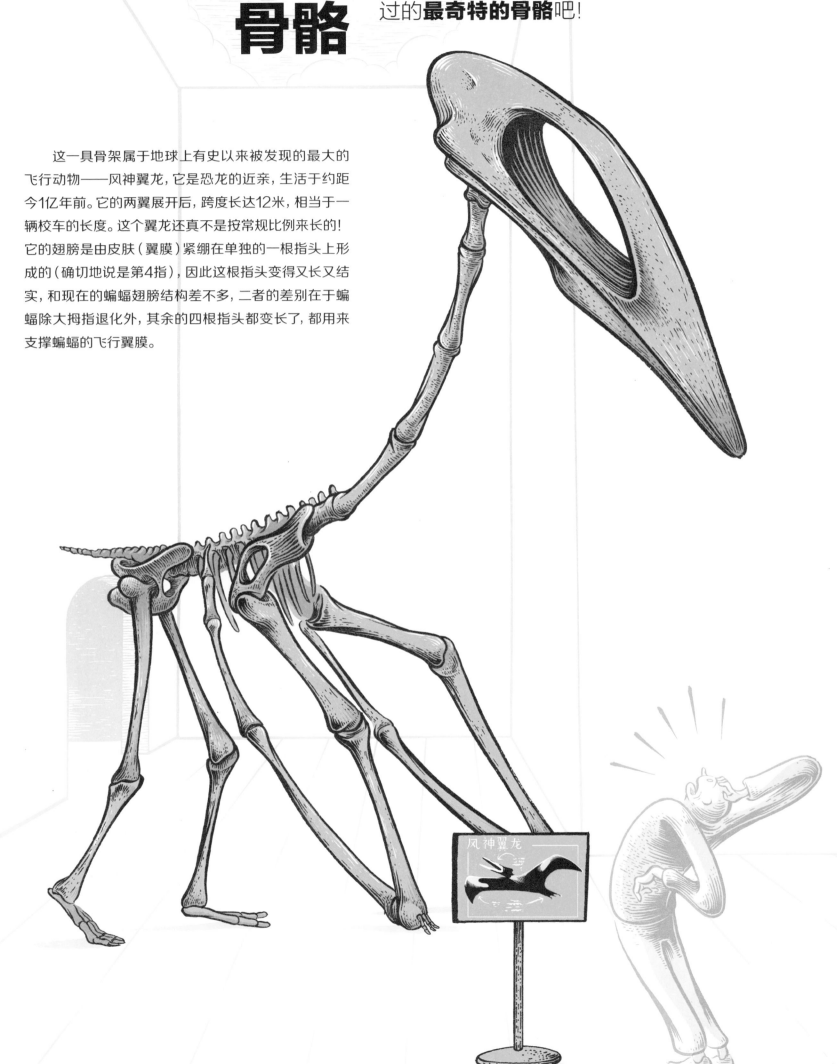

风神翼龙

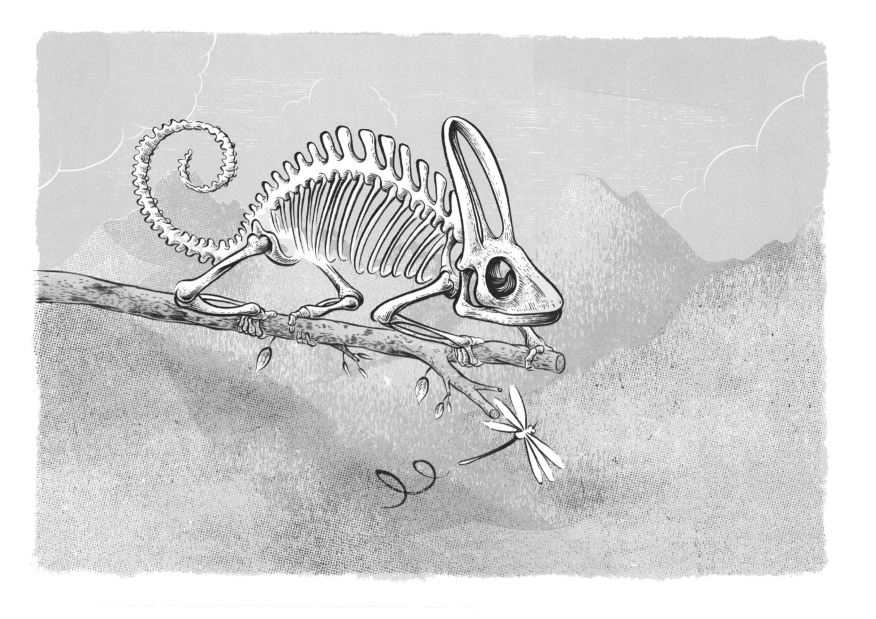
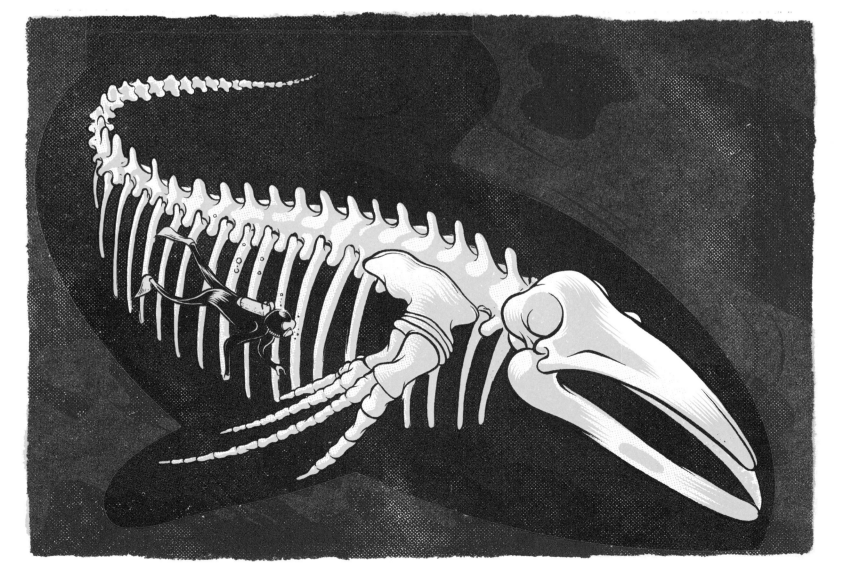

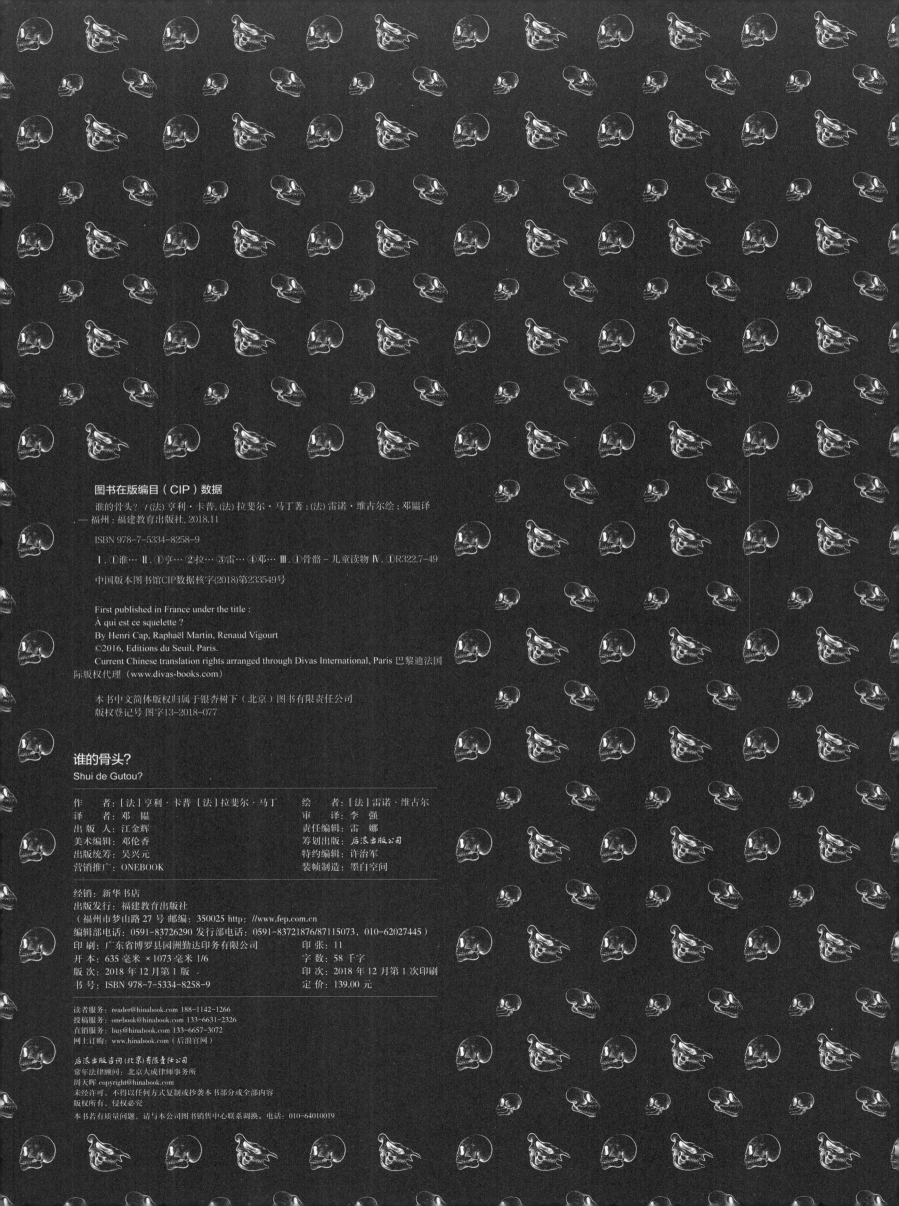

图书在版编目（CIP）数据

谁的骨头？ /（法）亨利·卡普,（法）拉斐尔·马丁著;（法）雷诺·维古尔绘;邓韫译
. — 福州：福建教育出版社, 2018.11

ISBN 978-7-5334-8258-9

Ⅰ. ①谁… Ⅱ. ①亨… ②拉… ③雷… ④邓… Ⅲ. ①骨骼－儿童读物 Ⅳ. ①R322.7-49

中国版本图书馆CIP数据核字(2018)第233549号

First published in France under the title :
À qui est ce squelette ?
By Henri Cap, Raphaël Martin, Renaud Vigourt
©2016, Editions du Seuil, Paris.
Current Chinese translation rights arranged through Divas International, Paris 巴黎迪法国
际版权代理（www.divas-books.com）

本书中文简体版版权归属于银杏树下（北京）图书有限责任公司
版权登记号 图字13-2018-077

谁的骨头？
Shui de Gutou?

作　者：[法]亨利·卡普 [法]拉斐尔·马丁　　绘　者：[法]雷诺·维古尔
译　者：邓韫　　　　　　　　　　　　　　　审　译：李　强
出版人：江金辉　　　　　　　　　　　　　　责任编辑：雷　娜
美术编辑：邓伦香　　　　　　　　　　　　　筹划出版：后浪出版公司
出版统筹：吴兴元　　　　　　　　　　　　　特约编辑：许治军
营销推广：ONEBOOK　　　　　　　　　　　装帧制造：墨白空间

经销：新华书店
出版发行：福建教育出版社
（福州市梦山路 27 号 邮编：350025 http：//www.fep.com.cn）
编辑部电话：0591-83726290 发行部电话：0591-83721876/87115073，010-62027445）
印　刷：广东省博罗县园洲勤达印务有限公司　　印　张：11
开　本：635 毫米 ×1073 毫米 1/6　　　　　　字　数：58 千字
版　次：2018 年 12 月第 1 版　　　　　　　　印　次：2018 年 12 月第 1 次印刷
书　号：ISBN 978-7-5334-8258-9　　　　　　定　价：139.00 元

读者服务：reader@hinabook.com 188-1142-1266
投稿服务：onebook@hinabook.com 133-6631-2326
直销服务：buy@hinabook.com 133-6657-3072
网上订购：www.hinabook.com (后浪官网)